Te_{51}^{124}

DE

L'OPÉRATION CÉSARIENNE

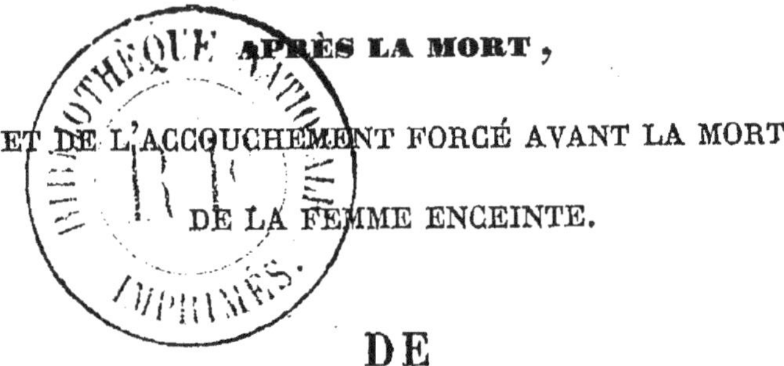

APRÈS LA MORT,

ET DE L'ACCOUCHEMENT FORCÉ AVANT LA MORT DE LA FEMME ENCEINTE.

DE

L'AVORTEMENT

PROVOQUÉ

ET DE L'OPÉRATION CÉSARIENNE

DANS LE CAS D'EXCESSIVE ÉTROITESSE DU BASSIN.

PAR

LE DOCTEUR Omér MARQUEZ,

Médecin à Colmar, ancien chirurgien militaire,
Lauréat de l'Académie de médecine, Secrétaire de la Société médicale du
Haut-Rhin, Correspondant de la Société de médecine de Paris
et des Sociétés de Caen, Montpellier, Nancy, Poitiers,
Poligny, Rouen, Strasbourg.

COLMAR,

Imprimerie de Ch-M. Hoffmann, imprimeur de la préfecture.

—

1864.

DE
L'OPÉRATION CÉSARIENNE
APRÈS LA MORT,
ET DE L'ACCOUCHEMENT FORCÉ AVANT LA MORT
DE LA FEMME ENCEINTE.

SOCIÉTÉ MÉDICALE DU HAUT-RHIN.

Séance du 5 mai 1861.

MESSIEURS,

Dans le *Bulletin de la Société de médecine de Poitiers,* pour 1860, au milieu de travaux qui témoignent de l'activité scientifique de nos confrères de la Vienne, je ferai un choix qui me semble emprunter un certain air d'actualité à la discussion en ce moment ouverte devant l'Académie de médecine, et je signalerai à votre attention une observation d'opération césarienne *post mortem,* due à M. le docteur BONNET, professeur d'accouchement à l'École de médecine de Poitiers (1). L'importance du sujet me paraît justifier le choix que j'ai fait : je souhaite qu'il obtienne votre approbation.

« Une femme de vingt-quatre ans, bien constituée, primipare, fut frappée, à sept mois révolus de grossesse, d'une apoplexie qu'il ne fut pas possible de combattre efficacement. Voyant l'inutilité des soins qu'il prodiguait à sa cliente, et après avoir constaté par l'auscultation que le fœtus vivait encore, M. BONNET eut bientôt pris son parti : il se tint prêt à pratiquer l'opération

(1) *Soc. méd. de Poitiers,* séance d'avril 1860.

césarienne, pour sauver l'enfant sitôt que la mère aurait perdu la vie... ; et quand le dernier bruit du cœur eut battu, il se hâta d'opérer, tout en prenant les précautions qui sont de règle lorsqu'il s'agit d'une femme vivante. — L'enfant ne donna pas tout d'abord signe de vie, mais quelques minutes après, il commença à faire quelques légères inspirations et, après environ un quart d'heure de soins, sa vie fut assurée. »

« Je ne présente pas cette observation à la Société comme » un fait extraordinaire, dit M. Bonnet. Mais des résultats » semblables sont cependant tellement rares, que j'ai cru » qu'elle l'intéresserait à plus d'un point de vue et qu'elle » contient des enseignements pour le médecin et pour la «sage- » femme » , celle-ci trop souvent peu empressée à réclamer, en temps utile, l'assistance d'un médecin. »

A quelle époque de la grossesse et à quel moment après le décès de la femme enceinte convient-il d'opérer, pour le faire avec quelque espoir fondé de ramener un enfant viable? Difficulté de distinguer la mort réelle de la mort apparente; de là, pour l'opérateur, une effrayante question de responsabilité : nécessité de donner au fœtus que l'on vient d'extraire des soins prolongés et bien entendus, etc.; toutes questions de science, d'art et de responsabilité médicale qui ont été touchées avec soin par M. Bonnet dans son mémoire, et qui viennent être traitées avec la plus grande autorité à l'Académie de médecine, par MM. Depaul, Tardieu, Devergie, Trébuchet, etc. (1), dans la discussion qu'ont provoquée un mémoire de M. de Kergaradec (2) et un rapport de M. Devergie (3) sur une communication de M. Hatin (4). Faudra-t-il rappeler ici que le débat académique auquel je fais allusion a pour objet capital de préciser les conditions d'opportunité de l'hystérotomie

(1) *Académie de médecine*, séance du 26 mars 1861 et suiv.
(2) *Acad. méd.*, séance du 8 janvier 1861.
(3) *Acad. méd.*, séance du 23 janvier 1861.
(4) *Acad. méd.*, séance du 20 novembre 1860.

post obitum matris, afin que, le cas échéant, le médecin puisse
agir ou ne pas agir, tout en demeurant en paix légitime avec
sa conscience et en bonne intelligence avec la justice?

En intervenant ainsi qu'il a fait, M. Bonnet a pensé qu'il faisait bien, et nous voyons que l'évènement lui a donné raison
en *fait.* A mon sens, M. Bonnet a eu raison en *droit* aussi bien
qu'*en fait.* On ne saurait accuser notre confrère d'avoir agi
avec précipitation ; il est même permis de supposer, sinon
de redouter, qu'un plus long retard apporté à l'exécution de
son projet, n'aurait eu pour résultat que de lui faire retirer d'un
cadavre un autre cadavre : mystification de la science et de l'art
opératoire, sans profit aucun pour les intérêts sociaux ou religieux.

Les exigences et les menaces soit du Code Napoléon (art. 77,
1382 et 1383), soit du Code pénal (art. 319) ; à Paris, le *veto*
(mal interprété) d'un arrêté préfectoral, voilà, pour quelques
médecins, en matière d'opération césarienne *post mortem,* le
grand épouvantail.... et franchement il y aurait de quoi trem-
bler si le magistrat, oublieux de l'intérêt surhumain qui nous a
guidés, devait nous faire une application stricte et aveugle de la
loi et ne pas nous tenir compte des données scientifiques et
même légales qui couvrent la responsabilité du médecin,
lorsque celui-ci, de par sa conscience et « en observant les principes de la science et les règles de la chirurgie (1) », a dû pratiquer l'hystérotomie après la mort d'une femme enceinte. En
l'absence des signes absolus de la mort au moment où la vie
vient de s'éteindre, alors que les présomptions, fondées sur l'observation des faits terminaux, équivalent à certitude, ce qui
en somme arrive chaque jour, si l'on demeurait dans l'abstention pour ne point s'exposer à être poursuivi, en vertu de l'art.
319 du Code pénal, sous l'inculpation d'homicide involontaire
par imprudence et inattention sur la personne de la mère, et
que le fœtus eût atteint six mois révolus de vie intra-utérine, ne

____

(1) *Acad. méd.,* séance du 5 février 1861, extrait des conclusions du
rapport de M. Devergie sur le mémoire de M. Hatin.

pourrait-on pas être poursuivi, au nom du même article, comme coupable de meurtre par négligence et maladresse (ou ignorance) sur la personne de l'enfant *in- utero* dont l'aptitude à la vie est consacrée par le législateur jusqu'à preuve de non-viabilité ? *conceptus pro nato habetur* : de là l'institution du *curateur au ventre.*

Est-ce après avoir pesé le pour et le contre des teneurs du Code, que M. BONNET (de Poitiers) s'est décidé à agir?......... qu'ont agi aussi M. CAFFE, M. BINAUT (de Lille), M, CHEREAU, M. BOURGEOIS (d'Étampes). M. LAFORGUE (de Toulouse), M. DEVILLIERS (de Paris), M. BOSIA, l'interne de M. BOUCHER DE LA VILLE-JOSSY, à l'hôpital Saint-Antoine, M. LEMARIEY (de Pont-Audemer), etc., pour ne parler que des observations d'hystérotomie *post mortem* récemment publiées et sans compter l'observation de M. CERISE (1) relative à un cas de grossesse extra-utérine abdominale, suivie de gastrotomie après décès? Ne serait-ce pas plutôt que l'intervention *post mortem*, forte du consentement de qui de droit, n'a eu d'autre mobile que l'accomplissement d'un devoir professionnel ? «Disputer à la mort celui que la mort va frapper... quelquefois même avant qu'il ait eu, de par les lois de la nature, le droit de naître». — Pour mon compte, Messieurs, je vous avouerai que, dans une circonstance assez analogue à celle qui nous occupe, j'ai opéré sans m'être préoccupé du Code. Si votre indulgence veut bien me passer ici une de ces faiblesses auxquelles il est parfois bien difficile de ne pas se laisser aller, introduisant ma personnalité dans ce rapport, je vous dirai brièvement une observation d'hystérotomie *post mortem* qui m'appartient *indivis* avec notre confrère M. BAFFREY (de Wintzenheim).

C'était en 1849, le 28 août. Une femme B..., demeurant au Logelbach, arrivait au dernier terme d'une bronchite chronique qu'était venu compliquer depuis quelques jours et aggraver une pneumonie contre laquelle il ne fut pris aucun soin sérieux : le 28 au matin, on se décida cependant à recon-

(1) *Gazette hebdomadaire de médecine et de chirurgie,* 1861, n° 16.

naître que le mal méritait attention et l'on fit appeler un médecin. Multipare déjà, cette femme était enceinte et se croyait assez avancée dans son huitième mois.

A sa première visite, M. BAFFREY ne se fait aucune illusion sur l'état de la malade : il juge la situation ce qu'elle est et ce qu'elle va être ; il entrevoit la mort comme devant être très-prochaine et il se demande si le cas qu'il a sous les yeux n'est pas de ceux qui exigent que soit pratiquée l'opération césarienne après le décès de la mère, pour essayer de sauver l'enfant.

Mandé, dans la soirée, par notre confrère avec qui je faisais alors le service des fabriques du Logelbach, je n'ai pas hésité à accepter son pronostic en ce qui touchait la malade. D'autre part, j'ai cru devoir l'affermir dans sa croyance à l'opportunité de la section césarienne, sitôt après la mort de la femme B.... En effet, le fœtus vivait : cela du moins nous semblait résulter des signes stéthoscopiques. De plus, les renseignements qu'on nous fournissait attribuaient à ce fœtus un âge rassurant pour sa viabilité extra-utérine : toutefois il ne nous fut pas possible de nous assurer par l'examen de la moribonde du degré d'exactitude que pouvaient avoir ces renseignements, et nous dûmes nous contenter de ce seul fait qu'au moment de l'agonie les battements du cœur fœtal se faisaient encore assez bien entendre. Il fut arrêté qu'aussitôt que la malade aurait expiré nous procéderions à l'opération, après avoir pris les précautions accessoires requises en pareil cas... Ainsi fut-il fait quelques heures plus tard et après que nous fûmes restés environ huit ou dix minutes sans plus percevoir le moindre bruit du cœur de la femme. — M. BAFFREY m'avait confié l'exécution : j'ai opéré en suivant la ligne blanche.

Dans son observation du 1ᵉʳ avril 1860, M. BONNET « a été frappé de l'aspect brun-ardoisé de la matrice, de la saillie comme du nombre des vaisseaux qui rampaient à sa face antérieure, sous le péritoine, et il n'a pas trouvé aussi grande qu'il s'y attendait l'épaisseur des parois de cet organe ; c'est à peine si elle avait trois à quatre millimètres... » Dans notre opération,

derrière le péritoine incisé (et qui laissa s'échapper un flot de
sérosité), nous avons rencontré le corps utérin tout lisse et de
couleur franchement ardoisée : l'épaisseur de ses parois nous
parut considérable, eu égard surtout au terme auquel nous avions
admis que la grossesse était parvenue. La section de la matrice
se fit sans encombre : les membranes se présentaient ; elles
furent rompues après agrandissement convenable de l'ouverture
utérine, et je pus amener un enfant qui, à force de soins, se
prit enfin à donner signe de vie, à respirer. — Pendant que je
tenais l'enfant et m'occupais de lui, M. BAFFREY coupait le cor-
don, faisait l'extraction du délivre qui était inséré sur la face
postérieure de la cavité utérine..., puis appliquait un bandage
de corps pour rapprocher les lèvres de l'ouverture utéro-abdo-
minale et donner un air décent à notre opération posthume. —
L'enfant était petit, d'apparence chétive : son développement
n'indiquait guère qu'un produit encore au-dessous de sept mois.
Je l'ai dit tout à l'heure, à force de soins, il finit par donner signe
de vie : mais cela ne fut pas de durée et, trois ou quatre heures
après sa naissance artificielle, ce petit être s'est éteint.

Bien qu'à la suite de cette opération césarienne commandée
par le prédécès de la mère, à passé six mois de gestation, l'enfant
n'ait pas été conservé à la vie, le résultat que nous avons obtenu
n'est cependant pas sans importance au point de vue des doubles
exigences du christianisme et de la législation civile. L'enfant a
pu être baptisé ; sa vie spirituelle a été assurée : premier résultat, non indifférent sous le rapport religieux. Second résultat :
l'enfant, extrait du sein de la femme qui venait de mourir, était
viable : il a respiré ; il a vécu. Si des intérêts de fortune avaient
dû être mis en jeu, cet enfant qui a respiré quelques heures à
peine aurait été habile à recevoir et à transmettre, à succéder et
à léguer, conformément aux dispositions de la loi. Il est hors de
conteste que notre abstention nous eût à bon droit mérité le
reproche d'avoir commis une faute et une action dommageable.

Mais, Messieurs, je ne veux pas m'appesantir sur ce sujet et le
commenter outre mesure. D'ailleurs, du fait que je viens de vous
narrer, non plus que de celui de M. BONNET, non plus encore que

de ceux dont la presse médicale vient d'entretenir ses lecteurs, à l'occasion de ce qui se passe présentement à l'Académie de médecine, il ne m'appartient pas de déduire des conclusions qui n'auraient pas pour elle la garantie d'un nom faisant autorité. L'Académie « dont une des principales attributions est de connaître des questions de médecine légale et de police médicale », va se prononcer : j'espère qu'elle conclura avec sa commission de l'hystérotomie *post mortem* ; j'espère qu'elle refusera de porter atteinte à cette indépendance scientifique qui est la meilleure sauvegarde du médecin et que viennent menacer les propositions trop absolues de MM. DE KERGARADEC et LAFORGUE ; les propositions de M. LAFORGUE demandant que l'opération césarienne soit pratiquée après la mort des femmes enceintes de plus de quatre mois; les propositions de M. DE KERGARADEC qui, sollicité par des scrupules sans doute honorables mais trop empreints du rigorisme religieux, voudrait que, en vue du baptême, l'opération fût obligatoire pour tous les cas de grossesse bien constatée, quelque fût le terme auquel elle serait parvenue.

Malgré la plus respectueuse déférence pour les arrêts du tribunal académique, et sans me montrer trop présomptueux, ne pourrai-je cependant, à côté des espérances que je viens d'exprimer, émettre encore un vœu et même une proposition assez analogue à celle que M. COSTA (1) fit en 1827 et corollaire d'une pratique qui, d'abord longtemps repoussée, — surtout en France, — a fini par obtenir la sanction de la morale et dont l'*exequatur* est un des triomphes de la médecine dans sa lutte contre les préjugés les plus nuisibles aux intérêts de la société?

I. Une femme enceinte meurt avant que le fœtus ait quelque aptitude à la vie extra-utérine : prenons pour limite le cent quatre-vingtième jour de la grossesse ; mais, suivant les conseils

(1) Je n'oublie point quel accueil a reçu la proposition de M. COSTA ; mais du verdict d'*inconvenance* dont elle a été frappée en 1827, l'opinion et la pratique ont appelé, et la proposition COSTA ne mérite plus guère que le reproche d'avoir eu une portée trop générale, des tendances trop absolues.

de M. Tardieu et de M. Adelon (1), n'allons pas prétendre assigner scientifiquement à la viabilité ce cent quatre-vingtième jour du Code comme un terme précis au-dessus ou au-dessous duquel s'imposerait fatalement la condition d'être ou de n'être pas, et faisons généreusement des réserves en faveur d'une possibilité de persistance de la vie d'un fœtus dont la mère est décédée avant que la gestation ait atteint six mois révolus. Dans ce cas d'inaptitude à la vie extra-utérine il est complètement inutile de pratiquer l'opération qui, dans l'esprit de la loi de Numa, ne tendait qu'à donner à la patrie un citoyen de plus. De nos jours, l'Église seule peut élever la voix et regretter que n'ait pas été assuré le salut de cette âme dont le corps n'était pas encore habile à vivre. Ici, je fais des vœux pour que la théologie moderne consacre la validité du baptème *médiatement administré*, du baptême intra-utérin tel qu'il a été déjà proposé et même approuvé en principe, antérieurement au débat actuel, et tel que vient de le proposer encore M. Depaul (2), — ou tel que l'a sanctionné, en 1829, Monseigneur de Versailles (3). — Au delà du terme précité, quand le médecin qui « dans la pratique de sa profession libérale, ne relève que de la loi et de sa conscience éclairée par les préceptes de l'art (4), » a méconseillé la gastrotomie *post obitum matris*, que la loi religieuse imite la prudente générosité de la loi civile ; qu'en vue des intérêts spirituels elle admette comme réelle une existence douteuse et qu'elle baptise ; la restriction *si capax* décharge de toute responsabilité et prévoit le cas de nullité. Que la loi religieuse veuille même étendre les bienfaits

(1) *Acad med.*, séance du 9 avril 1861.

(2) Baptême intra-utérin, administré à l'aide d'une injection sur les membranes de l'œuf humain, a été l'objet d'une sérieuse discussion introduite devant l'Académie de médecine de Belgique, en 1846, par le docteur Thirion (de Namur).

(3) Baptême administré sur les parois abdominales de la mère par un curé de Fourqueux.

(4) *Acad. med.*, séance du 5 février 1861, extrait des conclusions de M. Devergie.

de cette valeur conditionnelle du baptême à tous les cas dans lesquels une femme enceinte vient à décéder ; qu'elle baptise encore par précaution et à titre provisoire, alors que le médecin va pratiquer l'opération césarienne.

II. Après six mois révolus de grossesse, l'enfant peut vivre et ses chances de viabilité sont d'autant plus grandes qu'on se rapproche davantage du terme normal de la gestation. Deux cas ici se présentent :

1º Une femme enceinte de plus de six mois est, à l'improviste, frappée d'un accident qui la foudroie : il n'est pas possible de la délivrer par les voies naturelles: reste comme ressource unique l'hystérotomie à ciel ouvert, l'opération césarienne proprement dite. Alors ne comptons point sur des miracles de survie intra-utérine et hâtons-nous, si nous avons « l'espoir d'extraire du corps de la femme enceinte qui vient de décéder un enfant dans des conditions d'aptitude à la vie extra-utérine » ; hâtons-nous, mais « en observant les principes de la science et les règles de la chirurgie » et n'opérons « qu'après avoir acquis la certitude du décès (1). »

2° Enceinte de plus de six mois, une femme va succomber, enlevée par une maladie dont nous avons pu suivre la marche et les progrès désastreux: la catastrophe est inévitable, imminente: la période d'agonie est là, menaçante ; période terrible pour le fœtus dont l'existence déjà si précaire est de plus en plus compromise à mesure que l'état de la mère va s'aggravant et que l'agonie se prolonge.....Puis, quand tout sera fini pour cette malheureuse, il faudra, dans le but de sauver, si faire se peut, la vie de l'enfant, essayer d'abord de l'extraire par les voies naturelles, essayer l'accouchement forcé par la dilatation forcée du col de l'utérus (proposition de M. DUPARCQUE (2))

---

(1) *Acad. méd.*, conclusions de M. DEVERGIE.

(2) Avril 1861. — En Italie, dans un mémoire postérieur de quelques mois (novembre 1861) à la publication de celui du docteur DUPARCQUE, le professeur VERARDINI (de Bologne), est venu lui aussi proposer de substituer l'accouchement forcé par les voies naturelles à l'opération césarienne, après la mort de la femme enceinte.

et finalement, en cas d'insuccès, — que de temps perdu ! — pratiquer l'opération césarienne. . . . . — Mais, pour sauver l'enfant, ou tout au moins pour tenter en faveur d'un résultat si désirable des efforts moins tardifs, ne pourrait-il être permis de provoquer l'accouchement avant que soit arrivé pour la mère le terme fatal et alors que, tout espoir de la conserver étant perdu, l'enfant qu'elle porte dans son sein a encore pour lui des chances plus sérieuses de survie ? — La provocation de l'accouchement ou de l'avortement que punit l'article 317 du Code pénal cesse d'être un crime lorsque, scientifiquement instituées, les manœuvres abortivès deviennent un agent thérapeutique et se proposent de sauver, dans quelques cas, seulement la mère ; dans d'autres , la mère et l'enfant. Dans les conditions de maladie mortelle que je viens de supposer et lorsque l'opportunité de la mesure que je propose serait aussi incontestable que possible, on ne saurait arguer contre moi de l'influence fâcheuse que l'avortement ou l'accouchement prématuré spontanés exercent sur la plupart des affections aiguës qui viennent à éclater dans le cours de la grossesse : la situation n'est pas la même ; il n'y pas lieu d'insister sur cette dissemblance. On ne saurait m'opposer davantage que des condamnations de la médecine la *bonne nature parfois* appelle. Vous ne prononcerez pas cette condamnation à la légère ; vous la méditerez ; vous l'entourerez, en recourant aux lumières d'un ou de plusieurs confrères, des garanties que vous ne manquez pas de prendre pour acquérir la certitude (?) du décès de la femme sur laquelle vous allez pratiquer la gastrotomie .... L'accouchement provoqué et forcé *sub mortem imminentem*, substitué à l'opération césarienne *post mortem*, dans certains cas sur lesquels on aura pu statuer en connaissance de cause, ne me semble pas devoir inspirer des répugnances invincibles : il aurait sur cette opération au moins un avantage, celui de ménager à l'enfant qu'il s'agit de sauver une plus grande somme de chances de viabilité : ajoutez qu'il n'aggrave guère la position de la moribonde, qu'il ne la tue pas nécessairement et qu'il n'expose pas l'opérateur à convertir en mort réelle la mort qui ne serait qu'apparente.

Je m'arrête, Messieurs ; je craindrais d'avoir abusé de votre temps et je ferais un nouvel appel à votre indulgence, si je pouvais douter de votre bienveillance confraternelle et si je ne savais combien est grand l'intérêt avec lequel vous suivez toutes les questions qui touchent aux difficultés de notre profession...

Depuis la présentation de ce travail à la Société médicale du Haut-Rhin, j'ai eu la satisfaction de voir que ma proposition n'est pas le produit d'une opinion isolée ; qu'elle a été formulée aussi par M. le docteur DUPARCQUE (1) dont je ne connaissais, à la fin d'avril 1861, que le conseil de substituer l'accouchement forcé à l'opération césarienne sur la femme morte en état de gestation ; et que je ne suis pas seul à penser que, dans le cas où une femme enceinte de plus de six mois, serait en danger prochain et irrémédiable de perdre la vie, il pourrait être utile de provoquer et de forcer l'accouchement dans le but de conserver à l'enfant de la moribonde plus de chances de vie que l'on ne peut raisonnablement en attendre d'une intervention différée jusqu'après la mort de la mère.

(1) DUPARCQUE, mémoire sur l'accouchement par dilatation forcée du col de l'utérus ; avril 1861.

DE
L'AVORTEMENT
PROVOQUÉ
ET DE L'OPÉRATION CÉSARIENNE
DANS LE CAS D'EXCESSIVE ÉTROITESSE DU BASSIN.

SOCIÉTÉ MÉDICALE DU HAUT-RHIN.

Séance du 7 août 1864.

MESSIEURS,

Dans votre dernière séance, M. le docteur LACH vous a fait la relation de deux cas dans lesquels l'opération césarienne a été pratiquée, une fois par lui, l'autre par M. le docteur NESER, sur des femmes dont les bassins étaient rétrécis au point de rendre l'accouchement impossible. Les enfants ont été sauvés : l'une des femmes est morte, soixante heures après l'opération (1).

A l'occasion de la lecture qui venait de vous être faite, j'ai demandé la parole, afin de vous soumettre les réflexions que la communication de notre collègue m'avait suggérées : elles touchent à un point de droit médical.

M. LACH a pris soin de vous dire que : « il n'est pas plus partisan du fœticide que de l'homicide : » — il doit être césarien : cela ressort du moins implicitement de cette déclaration anti-homicide faite au courant de la plume. Serait-il césarien quand même ? — Au début de son travail, M. LACH a fait allusion à des débats qui, il y a deux ans, se sont engagés, dans le monde médical, à l'incitation du professeur FINIZIO (de Naples) (2), suivant

(1) *Société médicale du Haut-Rhin,* séance du 8 mai 1864.
(2) Se prononce pour l'avortement obstétrical (1862).

la voie ouverte, en 1860, par le professeur Giordano (de Turin)(1), et rappelant, à dix ans de date, la proposition Lenoir (2). J'espérais qu'il aborderait franchement la question du choix à faire entre l'opération césarienne préméditée et le fœticide par avortement dans les cas où l'on sait d'avance qu'une excessive étroitesse du bassin rendra impossible l'accouchement à terme.

Bien que notre confrère n'ait pas jugé à propos de pousser jusque là, je vous demande la permission de ne point imiter sa prudence et sa réserve. Non pas que je nourrisse le moins du monde la prétention de faire avancer, ne fût-ce que d'un iôta, une question à la solution de laquelle sont intervenus, sans cependant réussir à vider le débat, des hommes du mérite le plus autorisé à nous donner des conseils. Non. Mais il me semble utile à plus d'un point de vue que de modestes praticiens, si souvent exposés à se heurter aux difficultés les plus pénibles de notre profession, ne négligent pas l'occasion, quand elle se présente, d'aborder un sujet même périlleux et plein d'embûches, de l'étudier en commun et de chercher à diminuer les causes d'hésitation là où l'on n'a pas encore réussi à faire la lumière

Certes, pris à l'improviste comme ils l'ont été, M. Neser et M. Lach ont bien fait de ne point hésiter : pour l'un d'eux, un double succès a couronné l'entreprise et amplement justifié l'opération. — Mais en dehors de ces cas où il est matériellement impossible d'extraire, vif ou mort, par la voie vaginale un fœtus à terme ; en dehors de ces cas d'étroitesse extrême du bassin où des tentatives d'extraction seraient tout aussi dommageables pour la femme que l'hystérotomie, la conduite à suivre n'est pas aussi clairement, on pourrait dire aussi fatalement indiquée.

Lorsqu'il s'agit d'un bassin ouvert de 7 à 8 ou 9 centimètres dans son plus petit diamètre, alors que la situation emprunte un

(1) Accepte l'avortement comme mesure exceptionnelle (1860).
(2) Consulte l'Académie sur l'opportunité de recourir à l'avortement (1851).

caractère de haute gravité à une difformité qui d'une fonc-
tion physiologique, dont la fin est de perpétuer l'espèce, fait
une maladie compromettant l'existence de l'un, parfois des
deux individus que la loi de la reproduction à liés l'un à l'autre
d'une manière aussi intime, pour un temps donné, nous devons
nous inspirer du but que poursuit la médecine : « porter remède
aux maladies ou aux accidents qui menacent la vie d'une façon
plus ou moins prochaine » — De là, deux manières de faire selon que l'on est appelé *ex abrupto* auprès d'une femme arrivée
au terme de sa grossesse, sans que l'on ait jamais rien su de la
difformité dont elle est affectée ; ou que l'on a été mis à même,
en temps plus utile, de constater cette difformité.

A terme, pleins de respect pour l'interdiction *« non occides »*
et, en revanche, quelque peu oublieux d'une autre obligation
tout aussi impérieuse que celle de ne pas faire le mal volontairement, « donner des secours efficaces à qui, dans la détresse,
nous a appelé à l'aide, » oublieux du mal que causera notre abstention (*quem non servasti dum potuisti, illum occidisti*)..., nous
demeurons les bras croisés et nous laissons aller les choses,
attendant avec patience l'évènement ; nous comptons sur un
peu plus de réductibilité de la tête que d'habitude, sur l'élasticité
des parties molles, sur la complaisance des symphyses, sur celle
des os assez ramollis par l'ostéomalacie pour mieux céder sous
la pression qu'ils subissent ; selon l'occurence, nous tentons la
version, l'application des fers,... le tout, trop souvent, avec un
insuccès parfait. Durant toutes ces manœuvres, que nous ne
croyons pas « homicides de fait ni volontairement, » le temps passe ;
l'enfant meurt *in sinu*; alors la mutilation de son cadavre permet
de l'extraire... Heureux sommes-nous si la mère ne succombe
pas à son tour à des accidents consécutifs au long martyr que
nous lui avons infligé ! — En vérité, ce n'est point faillir au
sixième commandement !... les céphalotripteurs, eux, sont de
bien grands criminels ! !

Combien plus logiques et réellement médecins ne sommes-
nous pas lorsque, consultés assez longtemps avant le terme de
la grossesse pour reconnaître le mal et apprécier la situation,

nous pouvons prendre des mesures en vue de sauver, ou d'entreprendre de sauver à la fois la mère et l'enfant? C'est pour atteindre un résultat aussi désirable que l'on a eu l'idée de recourir à la provocation de l'accouchement prématuré, calculé sur l'époque de la viabilité du fœtus et sur le rapport que l'on sait exister entre les diamètres de la tête fœtale, aux divers moments de son développement intra-utérin, et ceux du bassin vicié. En pareil cas, notre intervention prématurée est devenue légitime. Ce n'a pas été sans peine, il est vrai ; et nous devons à M. le professeur STOLTZ, plus heureux que ROUSSEL DE VAUZESME, d'avoir — par des essais qui ont été autant de succès — réussi à vaincre les préjugés hostiles à l'introduction en France d'une pratique qui était erreur en deça de la Manche et du Rhin, quand elle était vérité au delà.

Provoquer l'accouchement avant le terme ordinaire de la grossesse, mais à une époque où le fœtus est déjà viable, et cela afin d'éviter à la mère une opération souvent suivie de mort, c'est aujourd'hui une œuvre de bonne et saine pratique; c'est un progrès incontestable, un progrès parfaitement accepté. Mais ainsi avancer le jour de la naissance, c'est positivement et à l'opposé de ce que promet l'hystérotomie se substituant à terme à l'accouchement devenu impossible, c'est amoindrir l'aptitude du fœtus né vivant à continuer de vivre: plus on a dû se hâter, plus on a compromis l'avenir. Ce n'est pas tuer, mais c'est diminuer sciemment les chances de vie de l'un des facteurs du problème. Le résultat est plus directement avantageux pour la mère à qui nous avons épargné les dangers d'un accouchement ou d'une opération également formidables: c'est déjà quelque peu sacrifier l'enfant à la mère. — Eh! bien, encore un pas,... et ce pas, bon gré mal gré, le temps et la raison vous le feront faire ; encore un pas, vous touchez à la justification, par conséquent à la légitimité de l'avortement provoqué dès les premiers temps de la grossesse sur une femme aussi difforme qu'était celle que M. LACH a opérée; sur une femme dont le bassin est rétréci au-dessous de 6 centimètres et demi, et à laquelle vous conserverez une vie qui est un fait, une vie dont il ne vous est pas permis de prononcer le degré d'utilité ou d'inutilité, quelque soit le rang que puisse occuper dans l'ordre social cette disgraciée de la nature. Elle n'est pas plus coupable de la difformité qui va faire son malheur, que n'est responsable de la vie qu'il a acquise le germe qu'elle porte dans son sein, trop à l'étroit.

Sans doute, quand les choses sont dans leur état normal, quand le travail reproducteur de l'homme s'accomplit d'une manière satisfaisante dans un bassin bien conformé, cet enfant, qui doit naître au terme de la gestation, a des droits à la vie égaux à ceux de la femme qui l'a conçu : détruire l'œuf serait un crime aussi bien qu'attenter aux jours de l'enfant après sa naissance. Mais dans les conditions pathologiques qui nous occupent, pour peu surtout qu'elles soient aggravées par un état de santé peu rassurant, la destruction de l'œuf humain n'apparaît plus que comme une nécessité,... nécessité des plus douloureuses, mais nécessité à laquelle il faut se soumettre dans un but de conservation au profit de ce qui est déjà de fait. Le sacrifice d'un produit pour qui l'existence réelle n'est encore qu'une promesse, si cruel qu'il puisse être, n'est cependant pas en dehors des lois de la nature : l'expérience de chaque jour nous l'apprend de reste. Il n'est malheureusement pas un de nous qui, dans un de ces moments où le danger grandit, n'ait entendu ce cri : « Sauvez la mère, » ce cri qu'Antoine Dubois a recueilli même d'une bouche que l'ambition la plus légitime de perpétuer une dynastie naissante eût peut-être fait absoudre d'avoir sacrifié à l'égoïsme du nom. Ici, le sentiment auquel on a obéi est tout d'instinct : il est aussi justifié que serait dénuée de raison et de prévoyance l'action de celui qui viendrait abattre l'arbre pour s'assurer la possession d'un fruit auquel sa main ne pourrait atteindre.

Cette protestation en faveur de la femme qui est en possession de la vie ; cette proposition du sacrifice du fœtus ou de l'embryon en tant que mesure nécessaire au salut de la mère, n'est en réalité pas aussi directement hostile qu'on l'a dit au « *non occides :* » — elle ne viole pas plus brutalement que ne fait l'opération césarienne, cet autre précepte, grand argument des césariens : « *non facienda sunt mala* — sur l'enfant, — *ut eveniant bona,* — pour la mère ; » et que l'on pourrait retourner contre eux : « *non facienda sunt mala* — sur la mère, — *ut eveniant bona,* au profit de l'enfant : » elle a pour elle l'entière légalité de la pratique de l'avortement aussi bien que de l'accouchement prématuré, lorsque, sans qu'il y ait aucun rétrécissement du bassin, des maladies ou des accidents graves, venant à compliquer la grossesse, menacent la vie par euxmêmes : elle a pour elle l'exemple de la vétérinaire qui jamais ne sacrifie, au profit du produit, le producteur valide et apte à rendre des services ultérieurs : elle a encore pour elle la conclusion votée, il y a douze ans à peine, après de longs débats il est vrai, par l'Académie de médecine à l'occasion d'un rapport de M. CAZEAUX, sur le travail du docteur LENOIR, qui a paru à l'Académie avoir été « suffisamment autorisé à pratiquer l'avortement » dans un cas donné d'étroitesse du bassin (1). Aux premiers temps du christianisme, cette proposition encore a été soutenue par TERTULLIEN, cet âpre BOSSUET de l'Afrique, à qui la Rome du troisième siècle a trouvé trop de rigorisme. En vue de la vie spirituelle à assurer par le baptême, aujourd'hui qu'aucune autorité ecclésiastique ne conteste plus la présence de l'âme dans l'embryon dès la fécondation, qu'il me soit permis de rappeler que, dans une autre circonstance (2), j'ai eu l'occasion d'établir combien il serait à désirer que l'Église voulût bien consacrer la validité du baptême médiatement administré, dans certaines conditions tout exceptionnelles.

Si je ne me trompe, Messieurs, dans le cas d'étroitesse excessive du bassin, la provocation de l'avortement peut se justifier tout aussi bien que se justifie pour le cas de difformité moins prononcée la provocation de l'accouchement prématuré. Est-

(1) *Académie de médecine,* séances du 10 février au 30 mars 1852.

(2) *Société médicale du Haut-Rhin,* séance du 5 mai 1861 ; question de l'opération césarienne après la mort et de l'accouchement forcé pendant l'agonie de la femme enceinte.

ce à dire qu'il faille en faire un devoir professionnel et la rendre obligatoire? Non certes : les choses de la médecine ont en soi trop d'aléatoire pour que l'on puisse raisonnablement aller au devant d'une prescription qui serait un abus de pouvoir en matière de thérapeutique , et oublier qu'il s'agit d'une opération de sûreté personnelle à laquelle la femme intéressée à en bénéficier doit avoir le droit de se refuser par héroïsme maternel.

L'esprit philosophique, aussi exempt de passions que de préjugés, esprit de progrès, n'en demande pas tant : il lui suffira que l'on reconnaisse au fœticide obstétrical par avortement le droit de prendre, en s'entourant de toutes les garanties que commandent la prudence de l'art, la dignité de la science et le respect des intérêts les plus sacrés de la société, un rang légitime parmi les opérations que peut réclamer la dystocie par étroitesse du basssin.

L'affirmation de ce droit ne saurait être la négation des services que peut rendre l'opération césarienne dans les cas d'étroitesse pelvienne ; seulement il me semble que cette opération, si souvent meurtrière pour la femme, sans toujours réussir à assurer le salut de l'enfant, doit être réservée pour deux situations bien déterminées et qui lui attribuent certes encore un beau rôle en obstétricie.

Pour moi : 1° la section césarienne est fatalement indiquée lorsque la grossesse est parvenue à son terme normal dans un bassin assez rétréci pour qu'il soit aussi imprudent qu'inutile de tenter l'extraction de l'enfant par la voie vaginale ;

2° Elle est facultative, selon qu'il y a volonté formelle de la part de la femme à s'y soumettre, et que l'état de santé générale de celle-ci n'est pas une contre-indication, lorsque l'étroitesse qui rendrait l'opération inévitable à terme a été constatée au début de la grossesse ;

3° A côté de ces deux situations dans la cause, il doit y avoir place pour le *licet* de la provocation de l'avortement ; non pas de l'avortement que le Code condamne et punit avec raison, mais de l'avortement dont la portée est médicale, préventive d'un mal certain, et dont par conséquent la légalité relève de la moralité même de la science.

————

La lecture de cette note devant la Société médicale du Haut-Rhin, en séance du 7 août 1864, a été suivie d'une discussion consignée au procès-verbal de la séance (1). — Sur huit voix, cinq, — s'élevant au nom de la moralité de la science, — ont sérieusement appuyé la proposition ; trois seulement lui ont été contraires ; et encore cette opposition ne s'est-elle pas affirmée d'un ton bien absolu. — A l'un des opposants il répugnerait simplement de se prononcer. — L'autre, dans les motifs de sa protestation, laisse place à une réserve : il voudrait que l'appréciation des circonstances qui dominent la situation pût toujours écarter le doute; «afin de déterminer pour l'avortement, pour l'opération césarienne, ou pour la céphalotripsie le médecin toujours désireux de tirer le meilleur parti possible d'une situation donnée.»

L'opposition proprement dite a mis en avant deux arguments que je crois devoir reproduire ici, aussi bien que la réponse qui leur a été faite.

« L'acceptation de la proposition en débat pourrait conduire aux abus les plus déplorables dans la pratique, en laissant au médecin la liberté de prononcer sur une chose aussi grave et d'agir.» — La *réponse* refuse à tout médecin qui croira devoir proposer l'avortement obstétrical, le droit d'agir sans avoir pris l'avis de confrères éclairés. En semblable occurrence, rien ne presse et l'on peut à loisir étudier la situation de manière à ne laisser aucun doute sur l'opportunité et la légitimité de l'intervention proposée.

L'opposition : «La gastro-hystérotomie n'est pas dangereuse, mortelle souvent, par cela seul qu'elle ouvre le péritoine et l'utérus, mais bien parce qu'elle est pratiquée au milieu de circonstances très-complexes dont l'influence sur l'issue de l'opération ne saurait être douteuse, et devrait toujours pouvoir être

————

(1) *Gazette médicale de Strasbourg*, 1864, n° 10 ; et *Bulletin* de la *Société médicale du Haut-Rhin*. Tom II, fascicule IV.

appréciée, afin de déterminer pour l'avortement, pour l'opération césarienne, ou pour la céphalotripsie le médecin toujours désireux de tirer le meilleur parti possible d'une situation donnée. Si les progrès de l'art venaient à préciser ce qui est à faire pour écarter les causes d'insuccès, il arriverait ici ce qui est arrivé pour l'ovariotomie : on diminuerait le danger et l'on acquerrait une certaine certitude de succès. »

Réponse: Si les progrès de l'art faisaient obtenir le degré de perfectionnement que l'on vient de dire, l'hystérotomie deviendrait une opération de moins en moins dangereuse; le succès serait alors la règle! D'abord, on semble oublier que les ovariotomistes ont le choix èt du sujet à opérer, et du moment d'opérer le sujet qu'ils ont jugé apte à subir l'opération. Si l'on parvenait à réaliser le progrès que l'on veut faire entrevoir, il y aurait faute, faute impardonnable.... (une voix dans l'assemblée : crime !) — Oui, crime de proposer l'avortement, alors qu'à terme on aurait la certitude d'opérer sans danger et de ménager deux existences au lieu de n'en sauver qu'une par l'avortement. Mais nous n'en sommes pas là... Dans l'état actuel des choses, n'oublions pas que la proposition de provoquer l'avortement, au commencement de la grossesse, pour le cas d'étroitesse excessive du bassin, ne va pas jusqu'à nier les services que peut rendre l'opération césarienne, lorsque, dans des conditions d'étroitesse, elle est pratiquée sur une femme d'ailleurs bien portante. La proposition de faire avorter a en vue une femme qu'un rétrécissement du bassin, au-dessous de 6 centimètres et demi, constaté au commencement de la grossesse, empêchera d'accoucher à terme ou avant terme, et condamnera à courir, plus tard, les risques d'une opération dangereuse, le plus souvent mortelle et à l'occasion de laquelle les risques de mort seront d'autant plus nombreux et plus redoutables, que la santé de cette infortunée s'écartera davantage des conditions favorables que l'opposition elle-même indiquait tout à l'heure comme un élément nécessaire au succès.